Raus aus dem Zwiespalt!

Die Borderline Persönlichkeitsstörung einfach verstehen, zu sich selbst finden, sich selbst schützen und die Lebensfreude sofort spürbar steigern

Der Ratgeber zum Borderline-Syndrom für Angehörige und Betroffene

Katrin Blumenberg

INHALT

Quellenverzeichnis 76

Das erwartet Sie in diesem Buch

Borderline bedeutet ein Leben in Schwarz und Weiß, eine Achterbahnfahrt der Extreme, ein ständiges Auf und Ab – es gibt nur alles oder nichts. Borderline-Diagnostizierte schweben entweder vor Glück und Euphorie oder ringen am Boden mit sich selbst und ihrer Depression.

So stellt sich zumindest der alltägliche Laie die Borderline-Persönlichkeitsstörung vor. Aber steckt noch mehr dahinter als nur extreme Gefühlsschwankungen? Die Antwort ist eindeutig Ja! Borderline ist eine sehr komplexe Persönlichkeitsstörung, deren Beschreibung zwar nicht falsch, aber stark vereinfacht in den Köpfen der Allgemeinheit verankert ist. Dem soll in diesem Ratgeber entgegengewirkt werden.

Die Krankheit und ihre verschiedenen Ausprägungen sowie Ursachen und Konsequenzen werden im Detail erklärt und analysiert, um ausgehend von diesem Grundwissen den Umgang mit Borderline zu meistern.

Wie erkenne ich, ob ich oder jemand anders Borderline hat? Ist Borderline durch Therapie oder Medikamente heilbar? Kann ein Borderliner ein normales Leben führen, ist er oder sie beziehungsfähig? Wie kann ich einem Betroffenen in seinen Tiefphasen helfen? Ist Borderline das Gleiche wie Depression?

All das sind Fragen, die Eltern, Freunde, Partner oder Bekannte von Diagnostizierten, aber auch die Betroffenen selbst beschäftigen. Man möchte helfen, aber nichts falsch machen. Man wünscht sich ein besseres Verständnis für die Krankheit, aber weiß nicht, wo man anfangen soll.

Finden Sie hier Antworten auf Ihre Fragen.

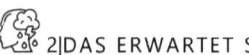

Was ist Borderline?

Es ist von großer Wichtigkeit, sich vor dem Lesen dieses Kapitels, in dem es um Symptomatik, Ausprägungen und Ursachen geht, darüber bewusst zu sein, dass Borderline keine einheitlich auftretende Krankheit ist. Bei jedem Individuum sind andere Verhaltensweisen und Merkmale präsent. In welcher Zusammensetzung diese vorkommen, kann sich zum Teil sehr stark unterscheiden und ist nicht vorhersagbar. Im Folgenden werden Aussagen zu häufig vorkommenden Ausprägungen gemacht und es wird zum Teil generalisiert gesprochen. Denken Sie also beim Lesen daran: Nicht alles trifft auf jeden zu!

SYMPTOMATIK

Borderline ist eine Persönlichkeitsstörung, die sich auf die Emotionen, Beziehungen und auf das Selbstbild der Betroffenen auswirkt. Das klingt erst einmal sehr generisch und wenig aussagekräftig. Wenn man sich die Aspekte aber genauer ansieht, versteht man immer besser, was sie genau bedeuten.

Betroffene haben große Schwierigkeiten, ihre Emotionen zu kontrollieren. Sie können in der einen Sekunde einen Wutausbruch haben und in der anderen erzählen, was für ein perfekter Tag es ist. Aber ihre Gemütslage wechselt nicht nur sehr viel schneller als bei anderen, sondern die einzelnen Emotionen werden auch sehr viel intensiver wahrgenommen. Stellen Sie sich zum Beispiel Ihren glücklichsten Moment vor und erinnern Sie sich an die pure Freude, die Sie dabei empfunden haben. So fühlt sich ein Borderline-Patient immer, wenn er glücklich ist. Leider funktioniert diese intensive Gefühlswahrnehmung auch in die andere Richtung. Wenn Betroffene also traurig oder verzweifelt sind, dann fühlen sie sich nicht einfach schlecht oder hilflos, sondern ihre Welt bricht zusammen. Dies ist mitunter der Faktor, der die Krankheit so schwerwiegend macht und dafür sorgt, dass Betroffene oftmals mit starken depressiven Phasen und Gefühlen der Aussichtslosigkeit zu kämpfen haben. Zwar ist es essenziell, die Tiefphasen wahrzunehmen und sich ernsthaft mit ihnen zu befassen, allerdings ist es trotzdem wichtig, sich vor Augen zu führen, dass es auch gute Phasen gibt. Viele Menschen mit Erfahrung im Umgang mit Borderlinern berichten davon, wie ansteckend die übermäßige Euphorie eines Betroffenen sein kann, der damit sein ganzes Umfeld in den Bann zieht.

Die intensiven Gefühle wirken sich massiv auf zwischenmenschliche Interaktionen aus. Beziehungen mit Borderlinern werden gemeinhin als sehr intensiv, emotionsgeladen und oftmals kurzlebig beschrieben. Mitunter ist dafür eine gegensätzliche und schwer nachvollziehbare Veranlagung des Erkrankten verantwortlich. Die Allgemeinheit der Borderliner hat nämlich eine große, tief verankerte Angst, verlassen zu werden, die der Patient selbst auch immer wieder heraufbeschwört, indem er andere wegstößt, aber nicht will, dass sie sich abwenden. „Ich hasse dich – verlass mich nicht", ist der Titel eines Buchs von Hal Straus und Jerold Kreisman, der dieses innere Chaos und den Konflikt mit sich selbst sehr gut in Worten ausdrückt.

Aber nicht nur die Angst, verlassen zu werden, ist von signifikantem Einfluss in den sozialen Interaktionen von Borderlinern, sondern auch die Impulsivität und Sprunghaftigkeit. Beispielsweise können sie 5 Minuten nach einem intensiven Streit das Bedürfnis nach Zuneigung verspüren und die vorangegangene Auseinandersetzung schon wieder vergessen haben. Sie können Partner und nahestehende Personen idealisieren, aber bei einem kleinen Zwischenfall die komplette Beziehung infrage stellen.

Im Umgang mit Diagnostizierten ist es also unbedingt ratsam, sich in Geduld und Vergeben zu üben, da das Festhalten an Streitigkeiten die Interaktion und die harmonische Beziehung fast unmöglich machen würde. Trotzdem muss man Vorsicht wahren, da Borderliner in Beziehungen die Tendenz zur Manipulation des anderen haben und durch ihre Emotionsausbrüche bestimmte Reaktionen hervorrufen wollen, wie beispielsweise das bereits erwähnte „Testen", ob die andere Person einen

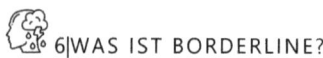

Verlassen würde, wenn man sie oft genug vor den Kopf stößt. Erkrankte sind sich ihrer manipulativen Fähigkeiten aber nicht immer bewusst und wenden diese zum Teil auch ohne die Intension dazu an. Nicht jeder Borderliner handelt vorsätzlich manipulativ, meist ist es eine unterbewusste Technik, seine Ziele zu erreichen und Beziehungen zu seinem eigenen Gefallen und Vorteil zu beeinflussen.

Die emotionale Sprunghaftigkeit hat aber nicht nur Einfluss auf Beziehungen, sondern auch auf das Selbst. Betroffene berichten von starken Schwankungen in ihrer eigenen Stimmung, ihren Zielen und Ambitionen. An manchen Tagen glauben sie, ihr Leben fest im Griff zu haben, sind determiniert und sich ihrer Selbst sicher. Sehr oft wissen sie jedoch nicht, wer sie selbst sind. Sie finden es schwierig, über ihre Zukunft nachzudenken und Pläne zu machen. Bei Dingen wie der Berufswahl und sogar der eigenen Sexualität sind sie oft überfordert und unsicher. Dies kann in existenzielle Zweifel ausarten und übt zunehmend Druck auf die Betroffenen aus.

Der Begriff Druck wird von Borderline-Diagnostizierten selbst auch oft dafür verwendet, ihren inneren Gemütszustand zu beschreiben. Sie beklagen ein

Gefühl der konstanten Langeweile oder auch Leere, das ihnen über den Kopf wächst und eine Negativität hinterlässt, die sich am besten als innerer Druck erklären lässt. Wenn diese innere Dissonanz, die einem riesigen mentalen und emotionalen Schmerz gleichkommt, unerträglich wird, greifen Betroffene oft zu Selbstverletzung oder zu der Suche nach Adrenalinkicks, um die Leere zu füllen.

Die Borderline-Krankheit hat also massiven Einfluss auf das alltägliche Leben des Betroffenen und wird wohl als Persönlichkeitsstörung bezeichnet, weil sie es dem Erkrankten unmöglich macht, seinen individuellen Charakter, ohne Einfluss der Krankheitssymptome, zu entfalten und auszuleben.

VERSCHIEDENE AUSPRÄGUNGEN

Sie kennen jetzt die häufigsten Symptome der Krankheit. Nun wird es Zeit, ihre verschiedenen Ausprägungen und Erscheinungsformen zu verstehen. Sie können sich grundlegend aber immer merken: Keine Borderline-Patienten haben das exakt gleiche Krankheitsbild!

Es ist schwierig, zwischen Borderline-Typen zu unterscheiden, da die Fälle so unterschiedlich sein können. Eine einzige grobe Untergliederung hat sich durchgesetzt. Die Weltgesundheitsorganisation unterscheidet zwischen dem „impulsiven Typ" und dem „Borderline Typ". Dabei ist der impulsive Typ aufbrausend, mit starken emotionalen Schwankungen und großen Schwierigkeiten, seine Impulse zu kontrollieren. Der Borderline Typ zeigt diese emotionale Instabilität auch, aber zeichnet sich zusätzlich durch ein stark gestörtes Selbstbild und durch instabile Beziehungen aus. Er ist auch der Typ, der als anfälliger für Selbstverletzung und suizidale Gedanken angesehen wird.

Es gibt verschiedene Versuche, die Borderline-Ausprägungen weiter zu kategorisieren. Dies könnte helfen, einen Betroffenen besser einzuschätzen und die Behandlung möglicherweise auf einen bestimmten Typus auszulegen.

Beispielsweise gliedert der Harvard-Professor Theodore Millon die Borderliner in vier Untergruppen: entmutigt, impulsiv, zerstörerisch und mürrisch. Dies sind allerdings keine starren Gruppen, sondern werden von Millon selbst als „Spektrum" bezeichnet, das heißt also, ein Individuum kann zu verschiedenem Ausmaß in mehrere Gruppen passen. Die Kategorien sollen die verschiedenen grundlegenden Einstellungen der Betroffenen darstellen und haben daran angelehnt auch die eingängigen Namen.

Allerdings ist die Kategorisierung von Patienten ein stark umstrittenes Thema, da eine zu große Generalisierung des sehr komplexen Krankheitsbildes gefürchtet wird. Die Theorie Millons ist nicht die einzige ihrer Art und so versuchen Ärzte und Psychologen immer wieder, die Erscheinungsformen der Borderline-Persönlichkeitsstörung zu gliedern und zu strukturieren. Ein Konsens konnte in der Wissenschaft jedoch bislang nicht erzielt werden, da keine Theorie die Fülle an Symptomen und Reaktionen angemessen und in ihrer Gesamtheit darstellen kann. Deswegen gibt es bisher auch keine typspezifischen Therapien und Behandlungen. Aber wäre es nicht am besten, möglichst spezifische Behandlungen zu entwickeln? Die fehlende Untergliederung der Krankheit mag manchen als ineffizient und gleichgültig gegenüber den Betroffenen vorkommen. Aber sehen Sie es so: Am besten ist es, einen Patienten nicht rein auf die Symptomatik seiner Krankheit zu reduzieren, sondern immer die Ausprägung des spezifischen Individuums zu beachten. Durch die fehlenden Kategorien bekommt also jeder Betroffene eine möglichst individualisierte Therapie garantiert und wird nicht in eine Untergruppe gesteckt.

Es ist auch von großer Wichtigkeit, sich darüber bewusst zu sein, dass die meisten Persönlichkeitsstörungen, so auch Borderline, eine hohe Komorbidität aufweisen. Aber was bedeutet das überhaupt? Der Begriff Komorbidität beschreibt, dass eine Krankheit im Zusammenhang mit einer anderen auftritt. Es kann sein, dass die Krankheiten einander bedingen, dass die eine die andere hervorruft oder, dass sie unabhängig voneinander auftreten.

Da die Krankheit Borderline großen Einfluss auf die Psyche der Betroffenen hat und oftmals zu Unsicherheit und Selbstzweifeln führt, ist eine große Komorbiditätsrate zu Essstörungen, Zwangsstörungen und Neurosen nachweisbar. Auch der unter Borderline-Betroffenen sehr ausgeprägte Perfektionismus gilt als ein Ursachenfaktor für solche Störungen.

Traumata in der Vergangenheit, die mitunter als Auslöser für die Borderline-Symptomatik gelten, können auch zusätzlich posttraumatische Belastungsstörungen oder Angststörungen bedingen und die Psyche des Betroffenen weiterhin beeinflussen.

Das Gefühl der Leere, der innere Druck und die große Aussichtslosigkeit, mit denen viele Borderliner kämpfen, führt sehr oft auch zu Depressionen und Angststörungen. Wichtig ist aber, zu verstehen, dass nicht jeder Borderliner automatisch depressiv ist und die Borderline-Krankheit auch nicht das Gleiche wie eine Depression ist. Es sind vernetzte Krankheiten mit vielen Verbindungspunkten und auch einigen Gemeinsamkeiten, sie sind aber keinesfalls gleichzusetzen. Das sollten Sie sich immer wieder vor Augen halten, da eine Depression oft

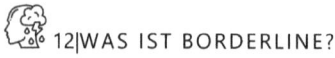

fälschlicherweise als ein fester Bestandteil der Borderline-Krankheit angesehen wird.

Zuletzt führt Borderline oft zu Sucht und Abhängigkeit. Das kann man wohl damit begründen, dass die Betroffenen sich durch den Konsum lebendiger und weniger leer fühlen wollen oder ihren Fokus von dem innen angesammelten Druck lösen wollen.

Hat ein Borderliner automatisch mehrere Krankheiten? Gibt es immer die gleichen Krankheitskombinationen? Wie auch Borderline selbst eine sehr variable Krankheit ist, so sind die Komorbiditäten stark inkonsistent. Nicht jeder Borderliner hat überhaupt eine weitere Krankheit, nicht jeder Borderliner hat Suchtprobleme und nicht jeder Borderliner hat eine Neurose. Die Möglichkeiten, wie Krankheiten kombiniert sind, sind endlos. Bei einer Borderline-Diagnose ist eine Komorbidität gut möglich, aber noch lange nicht in Stein geschrieben. Zwar sollte man sich im Umgang mit Borderline, bei anderen oder sich selbst, der Tatsache bewusst sein, dass weitere Krankheiten möglich sind, es wäre aber grundlegend falsch, bei jedem noch so kleinen Symptom das Schlimmste zu vermuten. Merken Sie sich: Vorsicht ist angebracht, Angst ist verschwendete

Zeit.

MÖGLICHE URSACHEN

Eine Idee vom Krankheitsbild, seinen Symptomen und verschiedenen Ausprägungen haben Sie nun. Aber wer bekommt eigentlich Borderline? Sind wir alle gleich anfällig dafür oder können es bestimmte Personen gar nicht bekommen? Was läuft im Körper ab, wenn ich eine Borderline-Persönlichkeitsstörung habe? Das sind vermutlich die Fragen, die sich in Ihrem Kopf ansammeln. Finden Sie hier die Antworten.

Die Borderline-Störung zeigt sich erst im späten Jugend- oder im frühen Erwachsenenalter. Da es sich um eine Persönlichkeitsstörung handelt, muss sich nämlich die eigene Persönlichkeit erst entwickeln, bevor die Krankheit sich entfalten kann. Das Fundament bildet sich allerdings oft schon in der Kindheit.

Traumata sind hier ausschlaggebende Erlebnisse. So berichten viele Betroffene von Gewalt während der Kindheit, von Misshandlung oder auch von Vergewaltigung. Dies passiert Kindern oftmals in einem Umfeld des Vertrauens, beispielsweise durch

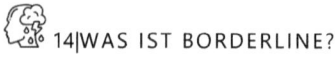

Eltern, Familienmitglieder oder enge Bekannte. Durch solch einen Missbrauch wird also das Fundament für gestörte enge Beziehungen gebildet. Andauernde schwierige und überfordernde Situationen für ein Kind oder konstant instabile Beziehungen zu Bezugspersonen können, genauso wie einschlägige Erlebnisse, der erste Schritt zu einer Borderline-Erkrankung sein. Fehlende Zuneigung und Liebe sowie ein Mangel des Gefühls von Zugehörigkeit werden hier oft als auslösende Faktoren genannt. Wenn Eltern selbst unter psychischen Krankheiten oder Suchtzuständen leiden, wird dem Kind kein Bild einer starken Persönlichkeit vermittelt – das kann sich langfristig auf seine eigene Psyche auswirken. Neben destruktiven und instabilen Elternhäusern können auch schwere Schicksalsschläge, wie der Verlust eines Familienmitglieds oder eine Scheidung der Eltern, Auslöser für die Borderline-Symptomatik sein.

Trotzdem ist nicht jeder, der eine schwere Kindheit oder ein traumatisierendes Ereignis durchlebt hat, automatisch Borderliner. Woher weiß man also, wer es bekommt?

Man nimmt an, dass neben der Kindheit die

genetische Veranlagung ebenfalls eine Rolle bei der Entstehung des Krankheitsbildes spielt. Die Gene machen die Entstehung von Borderline überhaupt erst möglich, aber ob es wirklich auftritt, hängt von eigenen Lebenserfahrungen, Traumata und Gewohnheiten ab.

Das Gehirn eines Borderliners arbeitet anders als ein normales Gehirn. Verschiedene Hirnzentren sind auf eine andere Art verbunden als bei gesunden Menschen. Das sorgt dann mitunter für die erhöhte Emotionalität und Instabilität der Betroffenen. Es wird angenommen, dass der Ort der Impulsproduktion und Hemmung, der Frontallappen, gestört ist und dass die Stressachse anders arbeitet als bei gesunden Menschen. Dies erklärt die auftretenden Symptome.

Die medizinische Forschung in diesem Gebiet ist bislang noch nicht sehr weit fortgeschritten, aber es besteht der Konsens zur Annahme, dass in den meisten Fällen genetische Veranlagung und Kindheit im Zusammenspiel den Auslöser für die Krankheit bilden und eine Veränderung der Gehirnfunktion bewirken.

Wie so oft bei der Borderline-Krankheit gilt

aber: Nicht alles trifft auf jeden zu, die Ursachen sind nicht immer die gleichen, jeder Borderliner ist anders. Es kann also nicht pauschal gesagt werden, dass das Elternhaus an der später auftretenden Krankheit schuld ist und nicht jeder, der in einem unsicheren Umfeld aufgewachsen ist, wird automatisch krank.

Beispielsweise erkranken auch Menschen an der Borderline-Persönlichkeitsstörung, die in sicheren und stabilen Familien aufgewachsen sind, jedoch in ihrer Jugend schlechte Umgänge gepflegt haben oder sich ungesunde Gewohnheiten angeeignet haben. Ein unsicherer Selbstwert durch früheres Mobbing oder durch Ausgrenzung können wichtige Einflussfaktoren auf die Krankheitsbildung sein, genau wie bestehende Depressionen, Essstörungen oder Ähnliches. Die schon erklärte Komorbidität funktioniert also auch anders herum. Borderline bedingt bestimmte Krankheiten, aber andere Krankheiten bedingen auch Borderline.

Es folgt wieder die gleiche Warnung: Generalisieren Sie nicht. Es gibt viele mögliche Ursachen für die Borderline-Erkrankung und obwohl sie in den meisten Fällen ihren Ursprung in der Kindheit

findet, trifft das nicht immer zu. Nicht jeder Schick-
salsschlag artet in eine Persönlichkeitsstörung aus.
Eltern sind nicht automatisch für die psychische Verfassung ihrer Kinder verantwortlich.

Wie man mit den Gefahren umgeht

Wie Sie jetzt schon zu Genüge gehört haben, ist Borderline eine schwerwiegende psychische Krankheit, die bei den Betroffenen oftmals innere Konflikte, das Gefühl einer unüberwindbaren Leere oder einen unaushaltbaren Druck verursachen. Das alles einfach zu ertragen, kommt Ihnen wahrscheinlich unmöglich vor, und das vollkommen zurecht. Borderliner halten ihre mentale und emotionale Last nur sehr schwer aus und so entwickeln die meisten von ihnen

Methoden, um damit umzugehen. Sie suchen ein Ventil, durch das sie ihre Schmerzen ablassen und verringern können. Die Minderung der Belastung ist aber in den meisten Fällen nicht positiv, da häufig die gewählten Methoden hierfür selbstzerstörerischer Art sind. So greifen viele Borderliner auf Selbstverletzung oder sogar Suizid zurück, um ihren Schmerz neu wahrzunehmen. Viele entwickeln auch ein starkes Suchtverhalten, geben sich Drogen und Alkohol hin oder begeben sich immer wieder auf die Suche nach einem Adrenalinkick.

Wieso dieses Verhalten genau auftritt und vor allem, wie man am besten damit umgeht, wenn man selbst diese Gewohnheiten hat oder sie bei einer nahestehenden Person beobachtet, erfahren Sie im Folgenden.

SELBSTVERLETZUNG – DEN DRUCK ABLASSEN

Selbstverletzung ist kein seltenes Phänomen im Zusammenhang mit psychischen Krankheiten. Am meisten ist es Ihnen wahrscheinlich im Zusammenhang mit Depressionen, Angststörungen oder Essstörungen bekannt. Auch Borderliner sind dafür stark anfällig.

Wie verletzen sich Borderline-Patienten?
Die meist genutzte Form der Selbstverletzung bei Borderline-Betroffenen ist das sogenannte Ritzen. Man fügt sich selbst mit Rasierklingen, scharfen Messern oder anderen geeigneten Gegenständen Schnitte zu. Am häufigsten passiert das an den Armen oder auch an den Oberschenkeln und zum Teil am Bauch. Das Ziel ist es, sich selbst Schmerzen zuzufügen und zum Bluten zu bringen. Neben dieser Methode zur Selbstverletzung fügen sich Borderliner auch oftmals Brandwunden zu und penetrieren ihren Körper mit Hitze. Sich selbst zu kratzen oder zu beißen, ist dagegen seltener. Andere Formen, den Gefühlsstau und Impuls loszuwerden, sind zum Beispiel das Einschlagen auf eine Wand mit dem Kopf

oder mit der Faust. Dies sind dann meist keine systematischen Verletzungen, sondern geschehen im Affekt, zum Beispiel nach einer Auseinandersetzung. In Ausnahmefällen versuchen Betroffene sogar, sich selbst die Knochen zu brechen.

Warum verletzen sich Borderline-Betroffene selbst?
Die Antwort scheint erst einmal logisch – Sie tun es, um etwas anderes zu spüren als ihren inneren Druck und die Leere. Sie suchen nach den „normalen" Gefühlen, die nicht so intensiv sind, dass sie nicht mehr aushaltbar sind. Sie versuchen, die unerklärliche und dauerhafte Spannung loszuwerden, die sich in ihnen bildet. Die Selbstverletzung soll also eine Art Abhilfe gegen die Symptome von Borderline sein. In einer sehr passenden Metapher beschreibt die Borderline-Betroffene und Autorin Dominique de Marné ihre Gründe für die Selbstverletzung: Man soll sich das Leben eines Borderliners wie einen gefüllten Luftballon vorstellen, der immer wieder weiter aufgepumpt wird. Marné erklärt, dass man einen Weg finden muss, immer wieder Druck aus dem Ballon herauszulassen, bevor dieser zu hoch wird und den Ballon zum Platzen bringt. Denn wenn das

passiert, hält der Betroffene sein eigenes Leben und seine inneren Konflikte nicht mehr aus und entscheidet sich dazu, sein Dasein zu beenden. Die Selbstverletzung ist in dieser Metapher das Ventil, durch das der Druck abgelassen wird, um ein Platzen zu verhindern. Sie ist also als Ausweg zu verstehen, als das Vermeiden eines größeren Übels. Daher erscheint es auch logisch, dass Patienten, die zur Maßnahme der Selbstverletzung schreiten, allgemein eher nicht als akut suizidgefährdet angesehen werden. Durch die eigene Zufügung von Schmerzen verhindern sie, dass ihnen die Krankheit über den Kopf wächst.

Weiterhin glauben viele Experten, dass die Selbstverletzung auch deswegen Teil des Krankheitsbildes sein könnte, weil die Betroffenen oftmals ein unsicheres Selbstbild haben und es schwierig finden, sich selbst zu lieben und zu akzeptieren. Sie lassen deshalb Wutausbrüche oder Schmerz über Ablehnung eher an sich selbst aus, weil sie wenig Selbstvertrauen haben und sich möglicherweise als Ursprung des Problems ansehen.

Der Grund für die Selbstverletzung kann auch medizinisch begründet werden. So hat ein Forschungsteam aus Heidelberg und Mannheim durch

Untersuchungen mit der MRT (Magnetresonanzto-mographie) neue Erkenntnisse gewonnen.

Die Ergebnisse dieser Forschung deuten darauf hin, dass Schmerzen die Emotionsproduktion im Gehirn abschwächen und daher Borderlinern eine Art Linderung der übermäßig starken Emotionen verschaffen. Dies lässt sich sehr gut mit den Aussagen von Borderlinern selbst vereinen, die die Selbstverletzung als eine Art der Emotionsregulation und als Überwindung des Drucks bezeichnen. In den Forschungen wurde viel mit Wärmereizen gearbeitet, die zum Teil schmerzhaft waren. Es zeigt sich, dass sowohl die schmerzhaften als auch die nicht-schmerzhaften Reize zu einer Verringerung der Emotionsbildung führen, was zum einen erklärt, warum sich viele Borderline-Betroffene selbst Verbrennungen zufügen, und zum anderen die Möglichkeit in den Raum stellt, dass auch nicht schmerzhafte und somit nicht-verstümmelnde Impulse Abhilfe schaffen könnten.

Wie halten die Borderliner die Schmerzen der Selbstverletzung aus?

Es wird von Borderlinern oft berichtet, dass sie im Moment des Verletzungsakts die Schmerzen nicht normal, sondern sehr stark vermindert wahrnehmen. Die Schmerzen, die sie sich zufügen, sind also sehr gedämpft, weil sie von den inneren Unstimmigkeiten überlagert werden. Erst im Nachhinein, wenn die Gefühlswahrnehmung sich wieder normalisiert, setzt der Schmerz ganz ein. Dies bedeutet allerdings nicht, dass Borderliner Schmerzen immer vermindert wahrnehmen, das geschieht nur in bestimmten Phasen, wenn sich zu viel Druck angestaut hat. Um nochmals Dominique de Marné zu zitieren: „Ich laufe nicht aus Versehen gegen eine Laterne und denke mir: Oh geil, Schmerzen".

Was kann ich dagegen tun?

Egal, ob Sie selbst von Borderline betroffen sind oder gerne einer anderen Person zur Unterstützung beistehen wollen: Sie können etwas tun! Es ist möglich, aus der Spirale der Selbstverletzung heraus zu kommen, und es muss nicht automatisch bedeuten, dass man sich eine andere gefährliche Gewohnheit aneignet. Es bedeutet auch nicht sofort, dass man anfälliger für Suizid wird, weil man den inneren Druck nicht mehr kompensieren kann. Lassen Sie sich von mir erklären, welche gesunden, produktiven Wege es gibt, sich ein Ventil zu schaffen.

Wie Sie schon gehört haben, können Wärmereize eine kleine Abhilfe schaffen, daher sind warme Duschen und Bäder empfehlenswert. Dies ist gleichzeitig eine Form der Achtsamkeit auf sich selbst und seinen Körper, die ein erster Schritt dahin ist, das Chaos im Kopf zu lösen. Viele Betroffene berichten auch, dass Meditation, Yoga oder das regelmäßige Spazieren oder Joggen gehen dabei geholfen haben. Generell ist es vorteilhaft und ratsam, eine regelmäßige Beschäftigung zu finden, die es einem ermöglicht, herunterzukommen und sich auf nur eine Sache zu konzentrieren, anstatt mit einem Überfluss an Emotionen und Reizen zu kämpfen.

Aber es ist auch wichtig, die Emotionen manchmal heraus zu lassen, wenn sie einem doch zu Kopf steigen. Dabei darf man keine Scheu haben, einfach einmal auf ein Kissen einzuschlagen, in einem Wald laut zu schreien oder altes Geschirr zu zertrümmern. Ausbrüche sind nichts, wofür man sich schämen muss und sie müssen auch nicht leise vonstattengehen. Lautes Singen wurde auch schon von vielen Patienten als produktiv und druckmindernd empfunden und empfohlen und viele Betroffene versuchen sich darin, ihre Gefühlswelt künstlerisch zum Ausdruck zu bringen. Malen und Zeichnen, aber auch musikalische Verausgabung und das Erlernen technischer Skills scheinen sich positiv auf das Gemüt der Borderline-Betroffenen auszuwirken. Das Wichtigste ist, verschiedene Dinge auszuprobieren und das zu finden, was einem die gewünschte Entlastung bringt.

Nicht jedem hilft es, Sport zu machen, und nicht jeder kann Ruhe in der Kunst finden. Man muss sich mit dem, was man tut, gut fühlen und es freiwillig tun. Deswegen ist es als Nahestehender eines Borderliners wichtig, zu verstehen, dass man den Betroffenen zu nichts zwingen sollte. Es ist hilfreich und nützlich, Denkanstöße zu geben und Aktivitäten vorzuschlagen, aber man sollte niemals zu sehr darauf bestehen. Der Borderliner sollte die Aktivitäten, die er verfolgt, freiwillig machen und als eine Art Hobby ansehen können, und nicht als lästige Übungen, die die Krankheit ihm aufgezwängt hat.

Wer versucht, von der Selbstverletzung

loszukommen, wird es vielleicht auch als hilfreich empfinden, seine Narben mit bestimmten Ölen und Cremes zu behandeln, damit diese besser verheilen und nicht mehr so präsent auf der Haut erscheinen. Zusätzlich berichten Betroffene, die davon losgekommen sind, dass es hilfreich ist, zu zählen, wie viele Tage man es schon ohne Selbstverletzung durchgehalten hat, und dies auch einer Vertrauensperson als eine Art Versprechen mitzuteilen. So kann man für sich selbst Erfolgserlebnisse erkennen und fühlt eine Art Verantwortung gegenüber einer Person, die man nicht enttäuschen möchte.

All diese Möglichkeiten eines Ventils sind essenziell, um das Alltagsleben eines Borderliners möglichst stabil und ausgeglichen zu gestalten. Sie sollen einen alternativen Weg zur Selbstverletzung darstellen. Gleichzeitig sollte aber die Wurzel der Krankheit in einer Therapie behandelt werden. Welche Therapieformen es gibt, werden Sie später noch erfahren. Nun beschäftigen wir uns erst einmal weiter mit unerfreulichen Nebeneffekten der Krankheit und wie man mit ihnen umgeht.

SUIZIDGEFAHR – DIE LEERE BEENDEN

Suizid ist ein grausames und trauriges Thema. Psychisch gesunden und im Leben stabilen Menschen ist es unbegreiflich, warum jemand Suizid begehen möchte. Es ist schwer vorstellbar, wie schlimm es im inneren einer Person aussehen muss, damit die schlechten Gefühle die Guten überwiegen und sie das Leben nicht mehr als lebenswert empfindet. Was muss passieren, damit ein Borderliner beschließt, sein eigenes Leben zu beenden? Oder, um es noch einmal in den Worten Marnés auszudrücken: Was muss passieren, um den Ballon zum Platzen zu bringen?

Dazu klären wir erst einmal die Frage: Woher rührt der Todeswunsch?
Eine mögliche Erklärung findet sich abermals im Krankheitsbild der Borderline Persönlichkeitsstörung. Vielen Erkrankten wachsen ihre eigenen Gefühle und ihr Dasein über den Kopf. Wer keinen Weg findet, seine innere Leere zu füllen oder den Druck, der in einem herrscht, zu reduzieren, leidet sehr. Ein suizidgefährdeter Borderliner hat meist mehr

Tiefphasen als Momente der Euphorie und des Glücks. Aber vor allem fühlt er sich in seiner Situation aussichtslos und gefangen. Es ist ein Gefühl, das schwer beschreibbar und vor allem schwer nachvollziehbar ist, wenn man sich eines stabilen Selbstbildes und einer gesunden Psyche erfreut. Man muss sich vorstellen, in einem geschlossenen, schwarzen Raum zu sitzen oder immer wieder gegen eine Wand zu rennen. Borderliner geben nicht einfach ihr Leben auf, sondern sie scheitern oft daran, dass sie ihrer eignen Krankheit nicht entkommen.

Dies ist aber nicht der einzige Erklärungsansatz. Vielfach werden von Borderlinern auch nur Suiziddrohungen ausgesprochen. Dies ist oft, aber leider nicht immer, eine Art Test für das Umfeld. Borderline zeichnet sich unter anderem durch gestörte Beziehungen aus und eben deswegen prüft ein Borderliner mit einer Suiziddrohung oft, wie wichtig er seinen Mitmenschen ist. Dies geschieht meist nicht in böser Absicht. Borderline-Diagnostizierte sind nicht grundlegend bösartig manipulativ, wie manche Quellen behaupten, sondern es passiert vielmehr unterbewusst. Sie sind von ihrer Krankheit so in Besitz genommen, dass sie die Beweggründe ihrer

Handlung anders einschätzen oder wirklich an ihren Suizidwunsch glauben. Eine beruhigende Nachricht bei dieser Theorie ist, dass die Suiziddrohungen selten wahr gemacht werden, sofern den Betroffenen Zuneigung und ein Gefühl der Zugehörigkeit zugesichert werden.

Allerdings heißt das auf keinen Fall, dass man Suizidwarnungen von Borderline-Erkrankten nicht erstnehmen sollte. Man weiß nicht, mit welchem Aspekt ihrer Krankheit sie zu diesem Zeitpunkt kämpfen und woher ihr Todeswunsch rührt. Warnungen oder Anzeichen müssen also unbedingt zu jedem Zeitpunkt wahrgenommen werden. Statistiken sind uneindeutig, weil die Borderline-Krankheit bei vielen nicht fachlich diagnostiziert wird oder fließend in eine andere Krankheit übergeht, aber man geht davon aus, dass fast jeder Borderliner suizidale Gedanken hat und dass weit über die Hälfte der Betroffenen mindestens einmal einen Suizidversuch begeht.

Was kann man dagegen tun?

In Therapien werden lebensbedrohliche Aspekte einer Krankheit, in unserem Fall also das Suizidrisiko, zuerst behandelt. Es ist immer gewünscht, dass die Patienten sich auf die Behandlung auch einlassen, wobei sich das oft schwer gestaltet. Aber dazu später mehr.

Im Alltag ist es vor allem wichtig, die schon genannten Methoden für ein „Ventil" auszuprobieren und so dafür zu sorgen, dass die Flut an Gefühlen und der Druck nicht so groß werden, dass man hilflos wird.

Eine sehr banale, aber durchaus wichtige Methode ist es, sich vor Augen zu führen, was man am Leben positiv findet und wen man durch seinen Tod voller Trauer und Schmerz zurücklassen würde. In Tiefphasen eine schriftliche Liste dieser Aspekte zu schreiben oder zu erweitern, kann einem vor Augen führen, dass man nicht so allein ist, wie man denkt, und dass das Leben doch nicht nur Schlechtes mit sich bringt.

Als nahestehende Person ist es wichtig, seine Zuneigung offen auszudrücken und auch in schweren Zeiten, wenn der Borderline-Diagnostizierte aufbrausend, wütend und unverschämt ist, beständig zu bleiben. Dabei soll man sich noch lange nicht alles gefallen lassen, denn Borderline-Patienten können gemein und ausnutzend werden, aber man sollte versuchen, Streitigkeiten nicht zu lange im Raum stehen zu lassen und sich nicht für zu lange Zeit von der Person abzuwenden.

Viel eher muss das Gefühl vermittelt werden, dass man auch während schwieriger Zeiten oder dann, wenn der Betroffene sich schlecht verhält, Teil seines Lebens bleiben wird. Dies wirkt der großen Angst, verlassen zu werden, entgegen und trägt durch die Formung eines stabilen Umfelds dazu bei, dass der Borderline-Kranke seine Beziehungen nicht dauernd hinterfragen muss. Er fühlt sich hoffentlich weniger einsam und ungeliebt, bindet sich so mehr an sein Leben und verbringt weniger Zeit mit Gedanken an den Tod. Die starken Ängste in Bezug darauf, Beziehungen zu überwinden, ist allerdings ein langwieriger Prozess, der wohl nie zu Ende ist. Daher sind Geduld und die Wertschätzung auch noch so kleiner Fortschritte essenziell beim Aufbau eines sicheren Umfelds.

Wenn Sie einem Borderliner helfen wollen,

zeigen Sie ihm also durch Taten, dass er nicht von jedem Verlassen wird und dass es Menschen gibt, die bleiben!

SUCHT – GEFÜHLE ERLEBEN

Mit Sucht verbindet man meistens Alkohol oder Drogen mit hohem Abhängigkeitsgrad, wie Ecstasy, Kokain oder Heroin. Man sieht Bilder, Videos und Dokumentationen von den sogenannten Drogen-Junkies und erlebt mit, wie sie sich ihren Körper zerstören. Aber das ist nicht alles, wovon man abhängig sein kann, auch, wenn es einen großen Teil davon ausmacht. Viele Borderliner entwickeln zum Beispiel auch eine Sucht nach dem Adrenalin-High und einige verfallen sogar in eine Spielsucht. Die verschiedenen Arten der Sucht und die Gründe, warum man sie verfolgt, lernen Sie nun kennen.

Warum überhaupt anfangen?
Süchtige Borderliner greifen aus den gleichen Gründen zu Pillen und Tabletten, aus denen sie sich auch die Haut aufritzen. Sie wollen vor ihrem eigenen Inneren fliehen, den zwanghaften Druck, die Leere und die Tiefphasen hinter sich lassen und ein High des

Positiven finden. Sie intensivieren durch bestimmte Drogen entweder ein einziges Gefühl so, dass sie sich nur noch damit beschäftigen und nicht mehr mit dem ganzen Spektrum ihrer Emotionen, oder sie versuchen, die Gefühle auszuschalten. Sie wollen durch einen rauschartigen Zustand nicht mehr denken oder fühlen, sondern einen Moment woanders sein. Diese Art der psychischen Abhängigkeit, wenn man die Wirkung der Droge nicht loslassen kann, entwickelt sich schnell auch zu einer körperlichen Sucht. Wenn der Körper die Droge dann nicht mehr bekommt, kommt es zu unkontrolliertem Zittern, Schweißausbrüchen und weiteren typischen Entzugssymptomen.

Die Suche nach dem Adrenalin ist auch eine weit verbreitete Sucht unter Borderlinern. Sie ist grundsätzlich nicht illegal und auch schwerer wahrzunehmen. Und zwar äußert sie sich darin, dass die Betroffenen gefährliche Situationen suchen, egal, ob in alltäglichen Situationen oder auf einer größeren Skala. So findet man Diagnostizierte beim Fallschirmspringen oder Freeclimbing oder aber sie balancieren auf Brücken, Felsvorsprüngen und rasen unvorsichtig beim Autofahren. Die Konfrontation mit der Angst und sogar dem Tod bringt in jedem Menschen eine Adrenalin-Freisetzung hervor. Diese nutzen viele Borderliner als ihr Ventil, als ihren Ausweg, um den inneren Druck auszugleichen. Der Adrenalinkick ist ihre Art, den Luftballon vor dem zerplatzen zu bewahren.

Was tut man gegen ein solches Suchtverhalten?
Wenn die Sucht zu einem Medikament oder einer Droge erst einmal da ist, ist es schwer, sie wieder loszuwerden. Sobald eine Sucht vom psychischen ins körperliche Stadium übergegangen ist, ist ein Entzug unausweichlich. Man sollte sich dann in die Hände von professionell ausgebildeten Therapeuten begeben, die wissen, in welcher Weise man dem Körper die Sucht wieder abgewöhnt. Das in einem kalten Entzug selbst zu machen, ist eher riskant, weil dabei das Rückfallrisiko zu groß ist. Der Unterschied eines normalen Entzugs zu dem bei Borderlinern ist außerdem, dass sie nach einem erfolgreichen Entzug nicht geheilt sind, wie andere, sondern dass sie dann ihre eigentliche Krankheit wieder stärker wahrnehmen und mit dieser klarkommen müssen. Daher muss man solch einen Entzug vorsichtig anstellen.

Es gibt einige Kliniken und Therapien, die speziell auf Borderline-Süchtige ausgelegt sind und daher die Sucht im Zusammenhang mit der Krankheit gut lindern können.

Am wünschenswertesten wäre es allerdings trotzdem, wenn es gar nicht erst soweit kommen müsste. Sich selbst davon abzuhalten, wenn man einmal anfängt, ist schwer, daher ist Vorsicht der beste Weg. Wenn sich ein Borderliner seiner erhöhten Suchtgefahr bewusst ist und sich diese in Situationen der Versuchung vor Augen führt, ist es etwas wahrscheinlicher, dass er sich der Möglichkeit gar nicht erst hingibt. Wenn man als Nahestehender eine böse Ahnung oder Vermutung hat, dass der Bekannte möglicherweise eine Sucht entwickelt, sollte man möglichst schnell und gleichzeitig vorsichtig agieren. Am besten sollte ein Therapeut oder eine Vertrauensperson mit dem Betroffenen darüber sprechen und ihn zum Beispiel versprechen lassen, dass er keine Drogen nimmt. Wenn er sich fühlt, als wäre er jemandem, dem er vertraut, Rechenschaft schuldig, hat er vielleicht größere Hemmungen, damit weiterzumachen.

In Bezug auf Adrenalinkicks sollte man darauf

achten, dass der Betroffene diese nur durch sichere Methoden sucht, beispielsweise durch offiziell organisierte Bungee-Sprünge oder durch Ausflüge zu sogenannten Fahrerlebnissen, bei denen man auf sicheren Gebieten lernt, mit einem Auto zu driften, schnell zu fahren und mehr. Diese sind genauso effektiv und weniger gefährlich für das Individuum oder auch andere. Es kann niemand bei zu schnellem Fahren verletzt werden oder ungewollt von einer Klippe stürzen.

Es ist schwierig, eine Sucht unter Kontrolle zu halten, und zumindest im Fall von Medikamenten schadet sie dem Körper immens. Daher ist es ratsam, sich sichere Methoden zur Druckreduzierung anzueignen und gar nicht erst auf Drogen jeglicher Art zurückzugreifen. Hier ist das Bewusstsein für die Gefahren der beste Weg, einer Sucht vorzubeugen. Behalten Sie immer im Kopf, dass Borderline-Patienten anfälliger für Suchterscheinungen sind als andere und dass für sie auch der Entzug härter wird. Die Angst davor, so etwas erleben zu müssen, sollte genug Abschreckung sein.

Was kann man bei Borderline tun?

Die alltäglichen Hilfestellungen und Vorschläge, dem Borderline-Syndrom entgegenzuwirken, sind natürlich nicht der einzige Weg, mit der Krankheit umzugehen. Da das Borderline-Syndrom geschätzt 3 bis 10 Prozent der Bevölkerung betrifft, was eine beachtlich hohe Zahl ist, haben es sich viele Wissenschaftler und Psychologen zum Ziel gesetzt, all diesen Menschen zu helfen. Es wurden verschiedene Therapiearten entwickelt und Medikamente getestet, welche Abhilfe gegen die Borderline-Symptome schaffen sollen.

Zu Beginn sollten Sie sich aber erst mit der Tatsache anfreunden, dass die Borderline-Krankheit nicht heilbar ist. Die im Folgenden erklärten Methoden helfen, die Symptome zu mindern. Bei sehr positivem Verlauf ist es vielen Borderlinern auch möglich, ein weitgehend normales Leben zu führen. Die Krankheit selbst und das Potenzial dafür, dass sie wieder ausbricht, bleiben aber bestehen.

Wie man versucht, die Symptome durch Medikamente und Therapien möglichst effizient einzudämmen, erfahren Sie jetzt.

MEDIKAMENTE

Medikamente sind allein keine Lösung für die Borderline-Persönlichkeitsstörung. Man kann ihr nicht nur mit Pillen und Tabletten entgegenwirken, sondern sollte zusätzlich immer noch therapeutische Maßnahmen ergreifen. Trotzdem sind sie ein gutes Grundfundament und helfen Betroffenen bei ihrem Kampf gegen Borderline.

Es gibt eine Fülle an verschiedenen Medikamenten. Welches man genau verschrieben bekommt, wird bei einer Anamnese herausgefunden. Der Begriff Anamnese bedeutet eigentlich nur, dass die Vorgeschichte der Krankheit und alle Symptome, die bei einem Individuum auftreten, systematisch zusammengefasst werden. So bekommt man ein gutes und vollständiges Bild vom Krankheitsverlauf und kann bestimmen, welche Medikamente in welcher Dosierung verschrieben werden.

Am weitesten verbreitet ist wohl die Anwendung von Antidepressiva, welche zur Gruppe der Psychopharmaka gehören. Bei depressiven Neigungen sind bestimmte Neurotransmitter im Gehirn weniger vorhanden. Durch das Medikament werden diese erhöht, um das Gleichgewicht wiederherzustellen und somit das Stimmungsbild des Betroffenen zu stabilisieren. Es gibt diese Antidepressiva in verschiedenen Dosierungen und Arten. Bei Borderline werden am häufigsten sogenannte SSRIs, Serotonin-Wiederaufnahmehemmer, verwendet. Diese hemmen den Abtransport von Serotonin, sodass sich der Serotoningehalt im Gehirn vergrößert und sich die Stimmung des Betroffenen verbessert. Diese Wirkung entfaltet sich allerdings nicht sofort, sondern erst, nachdem das Medikament einige Zeit genommen wurde, da der Körper sich erst auf die Veränderungen einstellen muss. Antidepressiva bewirken auch einen erhöhten Aktivitätsgrad, was der Lustlosigkeit und Müdigkeit von depressiven Menschen entgegenwirkt. Dieses Medikament hilft also vielen Borderlinern, die zusätzlich unter einer Depression leiden oder depressive Tendenzen haben. So können sie gegen ihre negative Grundstimmung ankämpfen. Diese SSRIs werden auch bei anderen Krankheitsschwerpunkten als Depressionen verwendet. Sie sind beispielsweise bei zusätzlichen Angst-, Ess- und Schlafstörungen von großem Nutzen.

Bei Borderline verbunden mit Angststörungen werden auch oft Beruhigungsmittel angewandt. Die sogenannten Benzodiazepine können allerdings nur kurzzeitig angewendet werden, um den Patienten in einen ruhigeren Rhythmus, mit durchgehenden und ungestörten Schlafphasen, zu führen. Ein starker Suchtfaktor könnte nämlich langfristig für eine Abhängigkeit vom Medikament sorgen.

Wenn Borderline-Betroffene sehr starke Stimmungsschwankungen haben, also sehr drastisch zwischen übermäßig positiver Stimmung und depressiven Tiefphasen wechseln, werden oftmals Stimmungs-Stabilisierer angewandt. Diese im Fachjargon Phasenprophylaktika genannten Medikamente werden meistens durch den Einsatz von Lithium verwendet, in manchen Fällen wird aber auch Carbamazepin oder Lamotrigin benutzt. Wie genau sie im Körper wirken, ist noch ungeklärt, aber sie arbeiten, genau wie andere Psychopharmaka, an der Synapse. Die Anwendung solcher Stabilisierer kann also die starke Sprunghaftigkeit der Gefühle lindern und für eine ausgeglichene Grundstimmung sorgen. Ein weiter Vorteil bei der Anwendung dieser Medikamente ist, dass sie keinen Suchtfaktor haben. Sie können also ohne größere Gefahr angewendet werden und so auch langfristig ihre helfende Wirkung entfalten.

Selten und mit Vorsicht genutzte Medikamente sind jene der Gruppe der Antipsychotika. Diese werden hauptsächlich bei schweren Persönlichkeitsstörungen mit schizophrenen Tendenzen benutzt, da sie Wahnvorstellungen oder Halluzinationen entgegenwirken. In manchen, selten auftretenden Fällen zeigen Borderline-Patienten ebendiese Tendenzen, was zum Einsatz der Antipsychotika führen würde.

Sie arbeiten hauptsächlich durch den Neurotransmitter Dopamin, manchmal aber auch durch Serotonin. Die Impulsübertragung wird geschwächt und somit wird eine übermäßige Reizüberflutung und eine fehlende Impulskontrolle eingedämmt. Auch diese Medikamente bringen keine Suchtgefahr mit sich, aber sind trotzdem mit Vorsicht zu genießen, da sie nur einem sehr spezifischen Teil der Borderliner helfen und nicht für jeden die richtige Anwendung sind.

Da all diese Medikamente verschreibungspflichtig sind, muss man einen Psychiater aufsuchen, um sie zu bekommen. Dieser stellt eine, wie zu vor erklärte, Anamnese an, um herauszufinden, welches Medikament am geeignetsten ist und in welcher Dosierung man es nehmen sollte. Vertrauen in die Fähigkeiten des Psychiaters ist hier von großer Bedeutung. Es ist gut, informiert zu sein und die Grundzüge der verschiedenen Medikamente zu verstehen, allerdings sollte man niemals Selbstdiagnosen anstellen und den zuständigen Arzt zu einem bestimmten Medikament überreden wollen oder seine Entscheidungen anzweifeln.

Oftmals sträuben sich psychisch kranke

Personen, unter ihnen auch die Borderliner, Medikamente zu nehmen, da sie ihren Körper nicht langfristig einer künstlichen Veränderung unterziehen wollen. Jedoch ist es in den meisten Fällen sehr empfehlenswert, da es hilft, sich und seine Gefühlswelt zu stabilisieren und eine Routine im Kampf gegen die Krankheit zu etablieren. So beschreibt Dominique de Marné in ihrem Blog „Traveling the Borderline", dass die Einnahme von Antidepressiva es ihr ermöglicht hat, „das Dunkle in ihrem Kopf zum Schweigen zu bringen". Die richtig gewählten Medikamente können also durchaus eine große Hilfe darstellen und wenn man sich später sehr stabil fühlt, kann man die Medikamente auch wieder absetzen und ausprobieren, ob man ohne sie klarkommt.

Am wichtigsten in diesem Kapitel ist wohl, sich klar darüber zu werden, dass die Einnahme von Medikamenten kein Zeichen von Schwäche ist und auch nicht bedeutet, dass man seine Krankheit als zu dominant im Leben zugibt. Die Einnahme von Medikamenten ist eine kleine Hilfestellung, um den Alltag zu meistern. Diese Hilfe hat sich jeder verdient und niemand muss sich dafür schämen.

THERAPIE

Wenn man das Wort Therapie hört, denkt man sofort an ein typisches Bild: Der Patient liegt auf einer Couch oder sitzt in einem Sessel und der Therapeut sitzt ihm gegenüber und hört zu, wie er über seine Probleme redet. Aber reden die beiden einfach so vor sich hin oder steckt da mehr dahinter? Gibt es Leitfäden und bestimmte Therapiearten? Muss man zu einem Therapeuten gehen oder kann man auch in eine Klinik? Wie läuft das alles eigentlich ab? Menschen, die noch nie an einer Therapiesitzung teilgenommen haben, können sich schwer vorstellen, was genau dort passiert. Lassen Sie uns das ändern.

Grundsätzlich kann man sich immer einfach mit einem Therapeuten verabreden und darauf los reden. Es kann schon eine große Hilfe sein, seine Gedanken und Probleme mit jemand anderem zu teilen. Allerdings gibt es speziell für Borderliner entwickelte Therapien, die auf das spezifische Krankheitsbild und die damit entstehenden Problematiken ausgelegt sind.

Die erfolgreichste Therapieform ist hierbei wohl die Dialektisch Behaviorale Therapie, abgekürzt

DBT. Die von der Amerikanerin Marsha Linehan entwickelte Therapieform ist deswegen so erfolgreich, weil sie in Etappen arbeitet. Sie versucht, nicht an allen Problempunkten gleichzeitig anzusetzen, sondern arbeitet sich Schritt für Schritt durch die Problemfelder. Dies ist bei einer so komplexen und vielschichtigen Krankheit wie dem Borderline-Syndrom die richtige Herangehensweise, da die Therapie der Diversität der Krankheit gerecht wird. Innerhalb der DBT wird auch noch einmal unterschieden und es lassen sich verschiedene Methoden auswählen, bei denen wiederum zwischen Einzel- und Gruppensitzungen und der Art der Symptome unterschieden wird, damit so der beste Therapieplan erstellt werden kann.

Die Therapie selbst teilt sich in drei Abschnitte. In der ersten Phase versucht man, gegen akute Gefahren und Probleme wie Suizidgedanken oder Selbstverletzung vorzugehen und das Selbst des Patienten zu stabilisieren. Man versucht, die Wahrnehmung des Borderliners anzupassen und ihm das extreme schwarz-weiß Denken abzugewöhnen, sodass er sich und seine Umwelt realitätsnaher wahrnehmen kann. Außerdem werden alternative Methoden zum Stressabbau besprochen und erlernt. Im zweiten Abschnitt folgt dann die Konfrontation mit Traumata oder belastenden Ereignissen. Man versucht, auf den Grund und den Ursprung der Krankheit zu stoßen und sich systematisch mit beidem auseinanderzusetzen. Ziel ist es, die Vergangenheit als solche zu akzeptieren und die Traumata als Teil des Lebens anzunehmen, aber mit ihnen abzuschließen.

Man möchte vermeiden, dass die tiefsitzende Vergangenheit immer wieder an die Oberfläche kommt und Tiefphasen oder Zeiten der Unausgeglichenheit bewirkt. In der dritten Phase soll man das Erlernte dann in seinen Alltag und sein Selbstkonzept integrieren. Der Selbstwert soll gesteigert werden und man soll Struktur in sein Leben bringen. Ziele, egal, ob kleine oder große, werden festgesteckt und es wird eine Art Erwartungshorizont an sich selbst entwickelt, an dem man sich in seinem Alltag orientieren kann. Borderline-Betroffene, die diese Therapieform verfolgt haben, berichten fast ausschließlich Positives, und viele erzählen, dass die DBT tatsächlich das Fundament für einen Lebenswandel bedeutet hat. Die Therapie hat ihnen mehr Ausgeglichenheit und Tatendrang gelehrt und sie so

auf den richtigen Weg zu einem weitgehend normalen und stabilen Leben geführt.

Falls die DBT allerdings auf einen Patienten keinen guten Einfluss hat oder ihn nicht anspricht, gibt
es weitere Therapieformen, die angewandt werden
können, um die Situation des Borderliners zu ver-
bessern.

Die schemafokussierte Therapie (SFT) setzt in
der Vergangenheit an. Sie geht davon aus, dass
Borderline-Kranke in ihrer Kindheit falsche Assozi-
ationen und Zusammenhänge, sogenannte Schemata, gebildet haben. So entstehen negative Gefühle
im Zusammenhang mit bestimmten Ereignissen o-
der Gefühlen, die sehr stark im Unterbewusstsein
des Betroffenen verankert sind. Ebendiese Bewusst-
seinslagen sollen bei der Therapie erreicht werden
und die Schemata sollen langsam aufgelöst werden.
Man verspricht sich davon, den Ursprung der Krankheit zu schwächen und durch diese Schwächung
auch die resultierenden Symptome zu lindern.

Die mentalisierungsbasierte Therapie (MBT)
sieht den Ursprung der Probleme in den sozialen Interaktionen und in der Differenzierung zwischen
sich selbst und anderen. Man soll lernen, sich selbst

und andere richtig einzuschätzen und innere Vorgänge nachzuvollziehen. Genauso soll man Erlebtes verstehen und richtig einordnen können. Durch die Verbesserung dieser Aspekte versprechen sich Therapeuten, dass die Impulskontrolle verbessert wird. Zusätzlich sollen die schwierigen und chaotischen Beziehungen, die Borderliner typischerweise führen, verbessert werden und neu entstehende Beziehungen sollen stabiler sein.

Zuletzt gibt es auch noch die übertragungsfokussierte Therapie (TFP). Sie möchte eine gestörte Beziehung, beispielsweise mit einem Elternteil, die in der Vergangenheit eine sehr große Belastung dargestellt hat, simulieren. Man versucht, die Beziehung zwischen dem Patienten und der besagten Person auf den Therapeuten zu übertragen und sich dann mit dem Therapeuten durch die Probleme hindurch zu arbeiten.

Für Borderliner ist die Therapie generell ein schwieriges Thema. Durch ihre Krankheit ist es, vor allem zu Beginn, sehr schwer, mit ihnen zu arbeiten, und es gibt sogar viele Therapeuten, die sich grundsätzlich gegen die Therapie mit Borderlinern entschieden haben. Das liegt daran, dass sie in ihren

Gefühlen sehr sprunghaft sind und oftmals wütend oder ausfallend und verschlossen werden, was es sehr schwer macht, mit ihnen zu arbeiten. Die Patienten reagieren auch schnell frustriert, wenn sie nicht das Gefühl haben, dass sich ihr Zustand verbessert, und viele wollen begonnene Therapien wieder abbrechen.

Es kann natürlich sein, dass eine Therapie wirklich nicht anschlägt oder man mit dem Therapeuten nicht klarkommt, allerdings sollte man bei Behandlungsabbruch vorsichtig sein. Es ist nämlich auch durchaus wahrscheinlich, dass der Wunsch zum Abbruch durch die Krankheit entstanden ist und die Sprunghaftigkeit nur nochmals belegt. Tatsächlich kann es sehr von Vorteil sein, eine Therapie erfolgreich zu absolvieren, da der Patient in der Beziehung zum Therapeuten lernt, dass nicht jeder sich abwendet, sondern Menschen auch langfristiger Teil seines Lebens bleiben können. Therapeuten, die Borderline-Betroffene behandeln, berichten, dass sie sich einfach von der Situation distanzieren, wenn der Patient ihnen gegenüber ausfallend und unverschämt wird. Sie wissen, dass die Krankheit aus ihm spricht und er nicht sie persönlich angreift. Das ist auch ein guter Tipp, wenn man im Alltag mit einem Borderliner in Kontakt ist. Es gibt Situationen, in denen man einfach auf Durchzug schalten muss.

Wenn man aber nicht mit einem einzigen Therapeuten arbeiten möchte, gibt es auch einige Kliniken, in die man gehen und dort Therapieprogramme, wie zum Beispiel die DBT, absolvieren kann. Dabei ist man auch mit anderen Betroffenen umgeben und kann mit einer Vielzahl von Ärzten, Therapeuten und Experten arbeiten.

Eine Therapie zu machen, dabei ist es ganz egal, welche, ist wohl der wichtigste Schritt im Kampf mit dem Borderline-Syndrom. Die Therapie gibt einem wichtige Fähigkeiten und Denkanstöße mit auf den Weg, die das alltägliche Leben erleichtern, und erklärt Methoden gegen die Impulsivität und die übermäßige Emotionalität. Für einen Borderline-Patienten ist das ein großer Schritt in Richtung eines einfacheren und glücklicheren Lebens!

Wie gehe ich mit Borderline um

Bis jetzt haben Sie viele Fakten und Ausführungen über die medizinischen und psychologischen Bereiche der Borderline-Krankheit gehört. Diese sind fundamental wichtig für das Verständnis für die Krankheit und die Betroffenen. Neben der objektiven Information ist es aber auch von großer Wichtigkeit, dass man sich mit dem Thema wohlfühlt und nicht etwa Zweifel oder Hilflosigkeit verspürt, wenn man zum Beispiel mit einem Borderline-Betroffenen in Kontakt tritt. Deshalb möchte ich im letzten Kapitel noch einige Themen und Fragen behandeln, die sich auf die grundlegende Einstellung zum Borderline-Syndrom und auf den Umgang damit beziehen. Denn die differenzierte Haltung zur Krankheit ist ausschlaggebend für den Verlauf der Krankheit.

DIAGNOSE – FLUCH ODER SEGEN?

Ist es etwas Gutes, eine offizielle Diagnose zu erhalten oder wirkt sich das eher negativ auf das Umfeld aus? Das ist durchaus eine berechtigte Frage, mit der sich viele Leute unsicher sind. Einerseits könnte es Klarheit verschaffen, andererseits das Bewusstsein dafür verstärken, dass „etwas mit einem nicht stimmt".

Menschen, die die Befürchtung haben, psychisch krank zu sein, könnten davor zurückschrecken, einen Therapeuten aufzusuchen oder sich offiziell diagnostizieren zu lassen, da die Vermutung damit zu einer unausweichlichen Tatsache werden könnte. Die Krankheit bildet dann offiziell einen Teil des Selbst und wird in das Selbstbild integriert. Auch das Umfeld wird wohl oder übel von einer

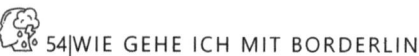

Krankheitsdiagnose wie dem Borderline-Syndrom erfahren und damit werden sich auch die Verhaltensweisen und Einstellungen anderer ändern. Außerdem werden alle negativen Eigenschaften, die man hat, wie zum Beispiel eine stark ausgeprägte Impulsivität oder Sprunghaftigkeit, damit unausweichlich an der Person festgeschrieben. Vielleicht fängt sie sogar an, andere typische Symptome in sich zu erkennen, die vor der Diagnose gar nicht auffällig waren. Man spricht davon, dass eine Diagnose sich möglicherweise in eine selbsterfüllende Prophezeiung verwandelt. Es kann also vorkommen, dass eine Diagnose sich negativ auf die Psyche und auf die Selbstwahrnehmung des Betroffenen auswirkt und seinen Gemütszustand erst einmal verschlechtert.

Dieses Risiko, das Selbstbild des Betroffenen zu zerstören, ist auch der Grund dafür, dass es unbedingt notwendig ist, keine Selbstdiagnosen anzustellen oder zumindest Vermutungen nicht laut zu äußern. Oftmals informiert man sich als potenzieller Betroffener oder Nahestehender selbst im Internet oder in Zeitschriften und Ratgebern über mögliche Krankheitsbilder. Dieses Interesse ist auch erst einmal sehr positiv und vorausschauend, allerdings sollte man bei seinen Recherchen niemals davon ausgehen, wirklich eine bestimmte Krankheit zu haben, bis es von einem Arzt oder Psychologen bestätigt wird. Denn wenn man fälschlicherweise an eine Selbstdiagnose glaubt und an ihr festhält, obwohl sie gar nicht zutrifft, kann sich das auf die Verhaltensweisen und das Selbstverständnis auswirken.

Die selbsterfüllende Prophezeiung wäre hier noch sehr viel stärker als bei einer richtigen Diagnose und der Betroffene würde Gefahr laufen, sich in die potenzielle Krankheit hineinzusteigern und sie somit tatsächlich heraufzubeschwören. Wenn man sich selbst über mögliche Krankheitsbilder informiert, ist es also immer ratsam, sich eine Liste mit Gründen zu machen, die dafür und dagegen sprechen, eine bestimmte Krankheit tatsächlich zu haben. So hält man sich beide Möglichkeiten präsent und rutscht nicht in den Glauben an die Existenz einer Krankheit ab. Wenn man also wirklich Vermutungen hegt, dass man selbst oder eine wichtige Bezugsperson eine psychische Krankheit hat, so sollte man sich dies auf jeden Fall von einer professionell ausgebildeten Person, wie einem Arzt, Psychiater oder Psychologen, bestätigen lassen. Diese gehen bei der potenziellen Diagnose von Borderline selbst auch sehr vorsichtig vor, da sie keine falschen Schlüsse ziehen wollen. So analysieren sie durch intensive Gespräche und Fragebögen, die alle möglichen Symptome und Erfahrungen in der Kindheit und Jugend abfragen, alle ausschlaggebenden Faktoren, bevor sie zu einem Schluss kommen.

Obwohl bei einer Diagnose die Gefahr besteht, dass der Betroffene erst einmal noch tiefer in die Krankheit absinkt und sein Selbstkonzept sich entsprechend der Symptomatik verändert, ist es durchaus ratsam, sich eine professionelle Meinung einzuholen, wenn man die Vermutung hat, möglicherweise das Borderline-Syndrom aufzuweisen. Dies beugt unnötigen Selbstzweifeln und einer langandauernden Unsicherheit vor, die sich zweifellos entwickeln würden, wenn man sich aktiv und langfristig gegen eine Diagnose entscheidet.

Die Diagnose gibt Sicherheit und vor allem auch Erklärungen. Wenn ein Borderline-Betroffener sich gegenüber seinen engen Vertrauten aufbrausend oder impulsiv verhält, so wissen diese nach einer Diagnose, dass das Teil der Krankheit ist. Sie lernen, sich von Beleidigungen oder Unverschämtheiten nicht angegriffen zu fühlen, und erkennen, dass Wut-ausbrüche sich nicht gegen sie persönlich wenden. Damit kann eine Diagnose also sehr positiv auf Beziehungen und Situationen einwirken, die ohne das Wissen über eine Krankheit ganz anders interpretiert worden wären.

Außerdem ist es natürlich essenziell, so gut wie möglich gegen das Borderline-Syndrom vorzugehen. Nach einer Diagnose können also Therapien angesetzt und Medikamente verschrieben werden sowie Maßnahmen zur Selbstachtung und zum Stressabbau besprochen werden. Ohne eine Diagnose ist die Wahrscheinlichkeit viel höher, dass ein Betroffener nie lernt, mit seiner Krankheit klarzukommen, sich toxischen Gewohnheiten, wie der Selbstverletzung, hingibt und seiner Krankheit ergeben bleibt. Die Diagnose mag erst einmal angsteinflößend und problembehaftet wirken, ist aber langfristig der Startpunkt für eine Verbesserung des Krankheitszustands. Sie kann erst wie eine Last wirken, wird sich aber bald darauf als Erleichterung entpuppen.

Abschließend zu diesem Kapitel lässt sich also sagen: Schrecken Sie nicht vor einer Diagnose zurück! Lassen Sie sich von Experten helfen und, falls

Sie mit der Borderline-Persönlichkeitsstörung diagnostiziert werden, lernen Sie, damit umzugehen!

ICH BIN BORDERLINER – UND JETZT?

Mit Borderline diagnostiziert zu werden, ist ein schwerer Eingriff in das bisherige Leben. Auch, wenn man davor schon die Symptome aufwies und vielleicht schon das Gefühl hatte, dass etwas nicht stimmt, ist es noch einmal etwas anderes, einen Namen für das, was mit einem passiert, zu bekommen. Man fühlt sich erst einmal überfordert, ist wütend auf sich selbst und die Welt und weiß nicht, wie man mit dieser Diagnose umgehen soll. Borderline fühlt sich wie ein Brandzeichen an, dass einem aufgezwungen wurde. Aber wie geht man mit einer ganz frischen Diagnose um? Wie findet man sich in ein Leben ein, in dem man „Borderliner" ist?

Der erste Schritt ist wohl, tief durchzuatmen. Man muss die Tatsache, unter einer Borderline-Persönlichkeitsstörung zu leiden, erst einmal verarbeiten. Dabei ist es auch völlig in Ordnung, diese neu gewonnene Information einfach einmal für einige Tage aus seinem Kopf zu verbannen und, sozusagen, zur Seite zu legen, wenn man sich noch nicht bereit fühlt, sich damit auseinanderzusetzen. Dabei ist es auch absolut legitim, wütend oder traurig zu werden. Man sollte einfach alles herausschreien oder weinen, um sich von dem ersten Gefühl der Hilflosigkeit zu lösen.

Wenn man sich mit dem Grundgedanken angefreundet hat, sollte man anfangen, sich über das Grundlegende der Diagnose zu informieren, um sich selbst und sein Krankheitsbild besser zu verstehen. Gleichzeitig sollte man ausgewählte Bezugspersonen, beispielsweise Eltern, beste Freunde oder Partner, bitten, das Gleiche zu tun. Es kann sehr hilfreich sein, sich einer Person komplett anzuvertrauen und mit dieser über aufkommende Probleme und Unsicherheiten zu reden. Dies sind auch Personen, denen man versprechen machen oder abnehmen sollte. Beispielsweise kann man ausmachen, dass die Bezugsperson dem Betroffenen verbieten soll, eine Therapie frühzeitig abzubrechen, wenn dieser Wunsch nur aus einmaliger schlechter Verfassung resultiert. Man kann festlegen, wie oft der Wunsch an verschiedenen Tagen geäußert werden muss, bevor ein Abbruch erlaubt wird, oder dass man eine

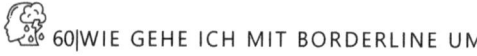

bestimmte Wochenanzahl absolvieren muss, bevor man sich anders entscheiden darf. Dieser Person könnte man auch wöchentlich berichten, ob man sich selbst verletzt oder über Suizid nachgedacht hat. So bleibt jemand informiert über die Verfassung des Betroffenen und gleichzeitig führt man sich diese selbst jede Woche nochmals reflektiert vor Augen.

Als Borderliner ist es wichtig, sich selbst zu verzeihen. Es kommt selten vor, insbesondere am Anfang, dass man es schnell aus der Spirale der Emotionalität und Impulsivität herausschafft. Man wird schlechte Tage haben, an denen man seine engsten Freunde oder seinen Therapeuten anfährt. Es ist schön für alle Beteiligten, wenn man es schafft, sich nach einer solchen Phase zu entschuldigen. Das zeugt davon, dass man sich seiner Taten bewusst ist, und hilft dabei, zwischen Phasen, in denen die Krankheit sehr dominant ist, und den normalen Phasen zu unterscheiden. Obwohl Therapeuten Ausfälligkeiten von Borderline-Patienten gewohnt sind und gut herunterschlucken können, ist es positiv und bestätigend für sie, wenn man sich entschuldigt und so ihre Arbeit lobt.

Weiterhin könnten sich manche Borderline-Betroffene von dem Begriff „Persönlichkeitsstörung" verletzt fühlen. Wenn es Ihnen auch so geht, können Sie Ihre Bezugspersonen bitten, einen alternativen Begriff, wie zum Beispiel „Persönlichkeitsakzentuierung" oder „Persönlichkeitsauffälligkeit", zu verwenden. Dies kann helfen, die Diagnose nicht als Krankheit anzusehen und sich mit dem Begriff besser identifizieren zu können.

Außerdem hat das Borderline-Syndrom nicht nur negative Seiten. Als Betroffener ist es durchaus wichtig, sich auch der schönen Momente, in denen man zum Beispiel bedingungslos glücklich war, bewusst zu werden und diese als Teil des Krankheitsbildes anzusehen. So wird die rein negative Konnotation der Krankheit etwas abgeschwächt.

Das Leben mit der Borderline-Krankheit ist ein irregulärer und endlos scheinender Prozess. Man muss akzeptieren, dass man nicht immer nur Fortschritte machen wird. Diese Rückschläge wegzustecken und jeden Tag zu versuchen, einen guten Tag daraus zu machen, ist das Wichtigste. Man muss sich auf die Behandlung einlassen, Therapien und Freizeitbeschäftigungen, die helfen können, konsequent

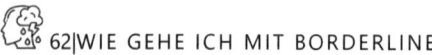

durchführen und das Gespräch mit anderen suchen. Aber vor allem muss man lernen, sich selbst zu verzeihen, immer nach vorne zu blicken und jeden Tag als neue Chance anzusehen, ein bisschen besser mit seinem Krankheitsbild klarzukommen.

MEIN FREUND HAT BORDERLINE – WAS SOLL ICH TUN?

Es ist nicht nur für den Betroffenen selbst, sondern auch für sein engeres Umfeld eine große Umstellung, wenn die Borderline-Persönlichkeitsstörung diagnostiziert wird. Man fühlt sich verunsichert und weiß nicht mehr, wie man mit der Person umgehen soll. Dabei ist es auch ganz egal, ob es sich um ein Familienmitglied oder einen guten Freund handelt. Man möchte die Person einerseits ganz normal behandeln, andererseits möchte man die Krankheit und möglichen Gesprächsbedarf aber auch nicht komplett ignorieren. Oftmals weiß man gar nicht mehr richtig, wie man sich gegenüber einer Person, die man sehr gut und oftmals schon sehr lange kennt, verhalten soll. Damit diese Unsicherheit nicht das Verhältnis zwischen dem Diagnostizierten und der besagten Bezugsperson zerstört, finden Sie im Folgenden einige Tipps dazu, wie man sich gegenüber einem Borderliner am besten verhält.

Erst einmal ist es wichtig, zu verstehen, dass man keine grundlegenden Veränderungen im Verhalten zu einem Borderliner vornehmen sollte. Zwar wurde die Person vielleicht erst kürzlich diagnostiziert, die Veranlagung und vermutlich auch viele Symptome trägt der Betroffene aber schon länger in sich. Es handelt sich also immer noch um die gleiche Person wie vorher. Der große Vorteil ist aber, dass man die Möglichkeit hat, die Person besser zu verstehen und ihre Verhaltensweisen nachzuvollziehen.

Natürlich sollte man sich gut über die Krankheit und ihre Ausprägungen informieren und sich vor Augen führen, welche Symptome die spezifische Person zeigt. Wenn man sich diese Informationen angeeignet hat, kann man auch gut erkennen, wann die Krankheit die Handlungen einer Person steuert und wann der Betroffene seine Krankheit unter Kontrolle hat.

Borderliner werden schnell aufbrausend. Sie sind wütend, schreien oder beleidigen. Genauso oft finden sie sich aber in tief depressiven Phasen wieder, in denen es ihnen psychisch sehr schlecht geht. Diese Achterbahnfahrt mitzumachen und sich immer an die Gemütslage der kranken Person anzupassen, kann schwierig sein. Mit Ruhe und offenem Herzen an die Sache heranzugehen, ist dabei von immenser Bedeutung. Man sollte versuchen, den Borderliner immer zu unterstützen und ihm auch zu vergeben, wenn er sich einem gegenüber unpassend verhält. Dabei muss man allerdings aufpassen, nicht zu nachsichtig zu werden. Man sollte sich nicht ausnutzen und herumschubsen zu lassen. Der Borderliner darf nicht anfangen, Sie als Zielscheibe für seine Gemeinheiten zu sehen, die bereitwillig alles schluckt. Es ist die Wanderung auf einem schmalen Grat, sich verständnisvoll zu zeigen, aber nicht pauschal alles zu verzeihen. Dabei können nur Sie wissen, wie Sie das am besten schaffen. Ein Vorschlag wäre beispielsweise, den Borderliner, nachdem eine aufbrausende Phase abgeklungen ist, um eine simple Entschuldigung zu bitten, damit dieser sich seines Fehlverhaltens bewusst wird.

Trotz dieser schweren Momente wird das Leben an der Seite eines Borderline-Diagnostizierten nicht

immer schlecht oder kompliziert sein. Er ist weiterhin die geliebte Person, die er immer war, und behält
auch seinen Charakter und seine Eigenschaften. Le-
diglich seine Persönlichkeit wird manchmal von den
Ausprägungen der Krankheit überschattet sein.

Zuletzt sollten Sie noch darauf achten, in die Behandlung der Krankheit nicht zu sehr involviert zu
werden. Es ist wichtig, den Betroffenen zu unterstützen und ihm zuzuhören, wenn er darüber reden
möchte. Gleichzeitig darf man aber nicht versuchen,
die Behandlung zu sehr selbst in die Hand zu nehmen. Der Betroffene sollte mit einem Psychiater o-
der Therapeuten selbst entscheiden, mit welchen
Medikamenten und mit welchen Therapieformen er
arbeiten möchte. Wenn es zur Bewältigung außer-
halb der medizinischen Formen kommt, beispielsweise mit Hilfe sportlicher und geistiger Betätigun-
gen als Ventil für den Druck, ist aktive Unterstützung
eher gefragt. Man kann zum Beispiel Aktivitäten vor-
schlagen oder sie gemeinsam mit dem Betroffenen
ausführen. Beispielsweise kann ein Partner beim
Joggen zu mehr Ehrgeiz und Ansporn verhelfen.

Es ist schwierig, zu wissen, wie sehr man einen
Betroffenen begleiten, wie sehr man ihn seine

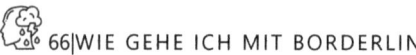

eigenen Entscheidungen treffen und wie sehr man ihn anspornen und motivieren sollte. Den perfekten Mittelweg muss man für sich selbst und für den Betroffenen finden. Es gibt kein Rezept dafür, der perfekte Unterstützer zu sein. Aber wenn man ehrlich besorgt und determiniert ist, zu helfen, dann findet man auch den richtigen Weg. Für den Borderliner da zu sein und vor allem zu bleiben, ist das Wichtigste und hilft sehr. Wie sehr Ihre Unterstützung in spezifischen Bereichen gefordert und erwünscht ist, wird der Betroffene Sie wissen lassen. Allein der Umstand, dass Sie da sind, hilft schon enorm!

LIEBE UND BEZIEHUNG MIT BORDERLINE – GEHT DAS?

Ein fundamentales Element des Borderline-Syndroms ist es, dass enge Beziehungen meist chaotisch und stark wechselhaft ablaufen. Die stark schwankende Emotionalität kann zu Problemen und Unverständnis in einer engen Partnerschaft führen. Zusätzlich sorgt die große Angst eines Borderliners, verlassen zu werden, für Vertrauensprobleme und Unsicherheiten. Daher ist es nur berechtigt, zu hinterfragen, wie eine Liebesbeziehung aussehen würde, wenn einer der Partner unter der Borderline-Persönlichkeitsstörung leidet. Auch die Angst, dass eine langfristige Beziehung mit Heirats- und Kinderwunsch möglicherweise nicht glücklich sein wird, ist nachvollziehbar. Ist es einem Borderliner überhaupt möglich, eine solche Beziehung zu führen?

Natürlich sollte man sich nicht der Illusion hingeben, dass eine Beziehung mit einem Borderline-Diagnostizierten einfach wird. Jedoch ist wohl keine Beziehung perfekt, Probleme gibt es immer. Wenn man mit einem Borderliner zusammen ist und das auch langfristig sein möchte, muss man sich darauf einstellen, dass die Krankheit ein Teil dieser Person ist. Das Borderline-Syndrom kann nicht vollständig geheilt werden, bei gutem Umgang mit der Krankheit merkt man einem Diagnostizierten das aber auch langfristig kaum an. Damit darf man jedoch niemals rechnen, da die Krankheit in vielen Fällen auch weniger gut kontrolliert wird und man sonst von seinen eigenen Erwartungen enttäuscht wird. Man sollte sich also genau bewusst sein, worauf man sich bei einer Beziehung mit einem Borderliner einlässt. Als Betroffener selbst sollte man auch sehr ehrlich mit seinem Partner umgehen und diesen immer über die aktuelle Lage des Krankheitsbildes informieren. Bei einer sich anbahnenden Beziehung muss man den richtigen Zeitpunkt finden, zu dem man sich dem potenziellen Partner anvertrauen möchte. Sein Wissen über die Krankheit ist aber auf jeden Fall unumgänglich, da es hilft, die Handlungen und potenziellen Ausbrüche des Betroffenen zu verstehen.

Es ist offensichtlich, dass man als Partner eines Borderliners Nachsicht zeigen und bereit sein muss, zu verzeihen. So, wie auch in jeder anderen

Lebenslage oder Beziehungsform, muss der perfekte Mittelweg zwischen Verständnis und eigener Stärke gefunden werden, damit der Borderliner sich sicher fühlt, aber man nicht sein persönlicher Boxsack wird, an dem er seine Emotionen auslässt. Es ist außerdem gut möglich, dass der Partner noch stärker die Zielscheibe von Wutausbrüchen wird, da Betroffene sich bei solch engen Vertrauten am wohlsten fühlen und das Gefühl haben, eher sie selbst sein zu können.

Die Beziehung mit einem Borderline-Kranken ist kompliziert und leider wird oft im Nachhinein berichtet, dass die Betroffenen manipulativ, egoistisch und schlicht nicht aushaltbar wären. So entsteht auch das Bild, dass eine Beziehung mit Borderlinern gar nicht möglich ist oder dass sie sogar gar nicht in der Lage sind, zu lieben.

Diese Aussage ist falsch! Natürlich können Borderliner glückliche Beziehungen führen, aber genau wie bei anderen Beziehungen auch ist nicht jeder der richtige Partner dafür. Mit der entsprechenden Zuneigung, dem beidseitigen Willen und ausreichend Offenheit und Kommunikation kann man dieses Problem jedoch gut bewältigen.

Als nicht-betroffener Partner kann es auch sehr hilfreich sein, sich selbst Hilfe zu suchen, zum Beispiel in Form eines Therapeuten oder engen Vertrauten als Gesprächspartner. Gut geeignet ist auch jemand, der ähnliche Erfahrungen macht. Denn auch auf dem Partner lastet enormer Druck und er fühlt sich manchmal überfordert und ausgelaugt. Diese Gefühle sind völlig normal, man muss sie zulassen. Darüber zu reden, erlaubt es einem, sein eigenes Ventil zu haben und dafür zu sorgen, dass einem die Situation nicht über den Kopf wächst.

Zudem ist es wichtig, eine gemeinsame Routine festzulegen, die beiden Partnern Stabilität bietet und den Alltag leichter gestaltet.

Berechtigterweise haben Partner von Borderlinern große Angst, wenn sie die Beziehung beenden möchten, da das den Betroffenen in einen schlechteren Zustand versetzen könnte. Natürlich ist eine Trennung im medizinischen Sinne für die Verbesserung des Krankheitszustands kontraproduktiv, da die Angst, verlassen zu werden, bestätigt wird und ein großer Ruhe- und Vertrauensort wegfällt. Allerdings sollte man aus diesen Gründen nie davor zurückschrecken, eine Beziehung mit einem

Borderliner zu beenden, da es schlimmer wäre, die Partnerschaft aus Angst und Mitleid weiterzuführen. Es ist durchaus legitim und verständlich, sich in einer Beziehung mit einem Borderliner überfordert und überbeansprucht zu fühlen, und wenn man mit der Situation nicht mehr klarkommt, sollte man an seine eigene psychische Gesundheit denken. Man sollte aber für das klärende Gespräch doch einen Zeitpunkt finden, in dem der Borderliner sich in einem guten Gemütszustand befindet, um eine Tiefphase nicht noch schlimmer zu machen. Das Gespräch sollte auch mit großer Nachsicht und Einfühlsamkeit geführt werden und möglichst von rationaler Art sein. Eine andere Bezugsperson des Betroffenen über die Geschehnisse zu informieren, könnte hilfreich sein, um dem Borderline-Diagnostizierten dann zur Seite zu stehen. Wie jede Trennung wird diese nicht einfach sein, aber sie sollte durchgeführt werden, wenn auf einer Seite die Gefühle und/oder der entsprechende Wille, die Beziehung zu führen, nicht mehr vorhanden sind.

Alles in allem ist es also gut möglich, eine Beziehung mit einem Borderliner zu führen. Natürlich wird das kein Zuckerschlecken sein, aber

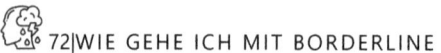

aussichtslos ist es auch nicht. Mit der nötigen Zuneigung und Hingabe zum Partner, dem Bewusstsein für die Krankheit und darüber, wie sie sich im Alltag bemerkbar machen kann, kann man eine glückliche gemeinsame Zukunft haben.

Das wichtigste in 10 Sätzen

1. Die Borderline-Persönlichkeitsstörung ist sehr komplex und äußert sich bei jedem Betroffenen anders.

2. Man kann lernen, die Krankheit zu kontrollieren, aber sie wird niemals ganz verschwinden – sie ist unheilbar.

3. Borderline tritt häufig in Kombination mit anderen psychischen Krankheiten auf, das nennt man Komorbidität.

4. Die größte Gefahr beim Borderline-Syndrom

stellen verschiedene Arten der Selbstverletzung und Suizidversuche dar.

5. Beim Umgang mit Borderline sind Information und Wissen über die Krankheit die wichtigsten Grundvoraussetzungen.

6. Therapien, dabei vor allem die DBT (dialektisch-behaviorale Therapie), sind grundsätzlich die wirksamste Maßnahme im Umgang mit Borderline.

7. Die Krankheit offiziell diagnostiziert zu bekommen, erleichtert den Umgang mit Borderline für einen persönlich und für das Umfeld – eine Diagnose ist also immer ratsam.

8. Als Borderline-Diagnostizierter darf man sich nicht von seiner Krankheit dominieren lassen, sondern man muss sie dominieren und im Griff behalten.

9. Im Umgang mit einem Borderliner muss man es schaffen, verständnisvoll und einfühlsam zu sein, aber sich gleichzeitig nicht emotional ausnutzen zu lassen.

10. Liebe und Beziehung mit Borderline sind zwar kein Spaziergang, aber es ist auf jeden Fall möglich.

Quellenverzeichnis

WEBSITES

1. http://borderline-info.de/definition-ursachen
2. https://www.netdoktor.de/krankheiten/border-line-syndrom/
3. https://www.neurologen-und-psychiater-im-netz.org/psychiatrie-psychosomatik-psychothera-pie/stoerungen-erkrankungen/borderline-stoe-rung/was-ist-eine-borderline-persoenlichkeitsstoe-rung-bps/
4. https://www.lichtweg.de/border-line.php?kat=173
5. https://www.medizin-im-text.de/2019/26556/borderliner-und-narzissten-manipulieren-nur-wirklich/
6. http://www.grenzwandler.org/komorbiditat-bei-borderline/
7. https://www.calmerapy.de/wissen/hintergru-ende/die-vier-arten-der-borderline-persoenlich-keitsstoerung

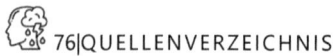

8. https://www.gesundheit.gv.at/krankheiten/psyche/persoenlichkeitsstoerung/borderline-diagnose

9. https://www.oberbergkliniken.de/artikel/borderline-selbst-verletzen

10. https://www.zfp-web.de/fileadmin/Freigabe_ZfP_Suedwuerttemberg/Dokumente/Patienteninformationen_deutsch/Patienteninfo_Borderline.pdf

11. http://www.borderline-plattform.de/index.php/selbstverletzung

12. https://ze.tt/wie-ich-es-schaffte-vom-ritzen-loszukommen/

13. https://www.mentalhealthcrowd.de/blog/

14. https://www.selfapy.de/blog/wissen/borderline-persoenlichkeitsstoerung/

15. https://www.aerzteblatt.de/archiv/64189/Psychopathologie-und-Therapie-der-Borderline-Persoenlichkeitsstoerung

16. https://www.beziehungszentrum.de/blog/8-tipps-zum-umgang-mit-borderline-partnern

PODCAST

Die Psychotanten:

https://die-psychotanten.podigee.io/

<u>Folgen:</u>

- 12. Traveling the Borderline
- 13. Borderline- äh, Persönlichkeitsstörungen
- 14. Jetzt aber: Borderline

Herstellung und Verlag:

BoD – Books on Demand, Norderstedt

ISBN: 9783751922579

1. Auflage

Kontakt: Psiana eCom UG/ Berumer Str. 44/ 26844 Jemgum

Covergestaltung: Fenna Larsson

Coverfoto: depositphotos.com

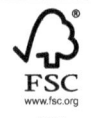